RECUEIL DE QUESTIONS

POSÉES AUX

EXAMENS DE MÉDECINE

EN VENTE

CHEZ DELAHAYE, ÉDITEUR

RUE DE L'ÉCOLE-DE-MÉDECINE, 23

OUVRAGES DU MÊME AUTEUR

RECUEIL DE QUESTIONS POSÉES AUX EXAMENS DE MÉDECINE, — PREMIER DE DOCTORAT. — 1 vol. . . . . 1 fr. 50

DEUXIÈME ET CINQUIÈME DE DOCTORAT. — 1 vol. . . 1 fr. 50

LES ACCOUCHEMENTS, 2 vol. — Le volume. . . . . . 1 fr. 50

SOUS PRESSE

3e ET 4e EXAMENS DE DOCTORAT

Imprimerie L. Toinon et Cie, à Saint-Germain.

RECUEIL DE QUESTIONS

POSÉES AUX

EXAMENS DE MÉDECINE

SUR

LES ACCOUCHEMENTS

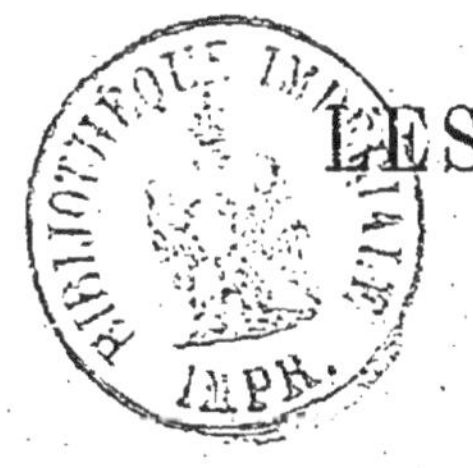

Ire SÉRIE

COMPRENANT **500** QUESTIONS

Savoir la médecine et répondre aux examens sont choses différentes.

(WEBER.)

PARIS
DELAHAYE, LIBRAIRE ÉDITEUR
23, RUE DE L'ÉCOLE DE MÉDECINE
1863

LES ACCOUCHEMENTS

CHAPITRE PREMIER

SIGNES DE LA GROSSESSE

Le souffle utérin.

1. D. Quels sont les deux principaux signes de la grossesse?

R. Ce sont le souffle utérin et les battements du cœur du fœtus.

2. D. Comment est le souffle utérin?

R. Isochrone aux battements du pouls de la mère, il ressemble au souffle des chloro*tiques*.

3. D. Où l'entend-on?

R. A gauche ou à droite.

4. D. Qu'arrive-t-il au souffle quand l'utérus se contracte?

R. Le souffle augmente, puis disparaît quand la contraction est arrivée à son maximum d'intensité.

5. D. Quelles sont les différentes opinions sur la nature du bruit de souffle?

R. Les uns le placent dans le placenta, Bouillaud dans les gros vaisseaux iliaques, enfin d'autres l'ont placé dans les vaisseaux de l'utérus, et c'est là *son véritable siége.*

6. D. Le souffle utérin est-il un bon signe de grossesse?

R. Oui, mais cependant on ne l'entend pas si l'enfant est mort, et pourtant il y a grossesse.

Battements du cœur du fœtus.

7. D. Comment s'entend le double battement du cœur du fœtus?

R. Comme le tictac d'une montre.

8. D. Combien ce bruit se fait-il entendre par minute?

R. 144 fois.

9. D. Est-il lié à la circulation maternelle?

R. Non; il en est indépendant.

10. D. Où se font entendre les battements du cœur chez les fœtus?

R. A la région postérieure et supérieure du thorax.

11. D. Où doit-on placer le stéthoscope sur la femme pour entendre les battements du cœur?

R. Il faut chercher le point maximum où l'on entend les battements, c'est là où est le dos du fœtus, ceci indique en même temps sa position.

12. D. Les battements du cœur du fœtus peuvent-ils varier?

R. Oui; toutes les fois qu'une femme a une contraction énergique, les bruits de battements du cœur se ralentissent, puis quelques secondes après, ils reprennent leur rhythme habituel.

13. D. *Les battements du cœur sont-ils un bon signe de grossesse?*

R. Oui, *c'est le signe absolu de la grossesse; il n'y a même que celui-là de positif.*

14. D. Qu'indiquent les battements du cœur?

R. Que la femme est grosse et que l'enfant est vivant.

15. D. N'indiquent-ils que cela?

R. Ils indiquent encore la position, la présentation de l'enfant et si la grossesse est gémellaire.

16. D. A quelle époque les entend-on?

R. A la fin du troisième mois, habituellement c'est à quatre mois et demi.

17. D. Cependant quelles peuvent être les causes d'erreur?

R. Les bruits du cœur de la mère, quand ils sont fréquents et qu'ils retentissent dans le bas-ventre, peuvent être pris pour ceux de l'enfant.

18. D. Que fait-on pour éviter cette erreur?

R. On ausculte le cœur de l'enfant et en même temps on observe le pouls de la mère.

Souffle du cordon.

19. D. Comment est le souffle du cordon?

R. Il est semblable au souffle utérin, seulement *il est beaucoup plus fréquent* et isochrone aux battements du cœur fœtal; il est donc lié à la circulation fœtale. Le bruit de la circulation de la mère est beaucoup plus lent.

20. D. A quoi est dû le souffle du cordon?

R. A la compression du cordon ombilical autour du cou de l'enfant.

21. D. Quels autres bruits peut-on encore entendre en auscultant la femme?

R. Ce sont des bruits produits par les mouvements du fœtus.

Durée de la grossesse.

22. D. Quelle est la durée de la grossesse?

R. 9 mois, 270 jours.

23. D. Au point de vue légal, donner les deux termes les plus extrêmes de la grossesse ?

R. Du 180e au 300e jour de la fin du 6e à la fin du 10e mois, les enfants sont déclarés viables et le mari en est déclaré le père.

24. D. Ces limites sont-elles précises?

R. Non; on a vu des femmes accoucher après 10 mois, *accouchements retardés*, ou avant la fin du sixième mois, *accouchements prématurés.*

CHAPITRE II

LES ACCOUCHEMENTS

25. D. Qu'est-ce que l'accouchement?

R. *C'est un acte physiologique qui a pour but l'expulsion de l'œuf.*

Division.

26. D. Comment le divise-t-on?

R. En accouchement *proprement dit* et en *délivrance;* on le divise encore en accouchements *retardés* et *prématurés.*

27. D. Les accouchements se divisent-ils encore d'une autre manière?

R. Oui; en accouchements naturels et laborieux.

28. D. M. Velpeau n'a-t-il pas introduit encore un *nouveau* mode d'accouchement?

R. Oui; l'accouchement *spontané.*

29. D. Quelle différence y a-t-il entre l'accouchement laborieux et le spontané?

R. C'est que l'accouchement laborieux ne peut avoir lieu sans que l'art intervienne, tandis que l'accouchement spontané est un accouchement qui se fait dans des conditions mauvaises pour la mère et pour l'enfant, *mais sans le secours du médecin.*

30. D. De ces trois modes d'accouchements, quelle est le plus favorable?

R. C'est l'accouchement *naturel.*

Cause des accouchements.

31. D. Pourquoi les femmes accouchent-elles au bout de neuf mois?

R. C'est, selon les uns, le fœtus qui est la cause de l'accouchement; pour d'autres, c'est la mère. Selon le professeur Dubois, c'est l'utérus qui se vide comme la vessie quand elle est pleine; selon Brown, les *contractions utérines* au neuvième mois sont dues à l'accumulation du sang dans les sinus utérins.

Contractions utérines.

32. D. Qu'admet-on aujourd'hui?

R. On admet aujourd'hui que *les contractions utérines* sont les seules causes de l'accouchement et qu'il n'y a pas besoin des contractions ventrales, puisque l'on voit des femmes accoucher dans l'anesthésie, la syncope.

33. D. Les contractions utérines n'ont-elles lieu qu'au neuvième mois?

R. Les uns le pensent, mais M. Tarnier pense qu'elles ont lieu pendant *tout le temps de la grossesse*.

34. D. Faut-il regarder les contractions utérines comme morbides avant le neuvième mois?

R. Non; mais comme des contractions utérines *physiologiques*. (Tarnier.)

35. D. Mais alors si les contractions utérines ont lieu pendant toute la grossesse, pourquoi le fœtus n'est-il pas expulsé?

R. Parce que le col est *dur et résistant* dans les huit premiers mois, tandis qu'à la fin du huitième, le col est ramolli et effacé.

36. D. Les femmes accouchent-elles aussi souvent le jour que la nuit?

R. Elles accouchent plus souvent la nuit.

37. D. Pourquoi les femmes pauvres accouchent-elles plus souvent la nuit que les femmes riches?

R. C'est parce qu'étant debout toute la journée pour faire leur travail, l'utérus est titillé toute la journée par le fœtus, tandis que les femmes riches sont assises et ne font aucun effort pendant la journée; elles accouchent soit le jour, soit la nuit.

38. D. Combien y a-t-il d'ordres de phénomènes dans l'accouchement?

R. Deux; phénomènes *physiologiques*, phénomènes *mécaniques*.

PHÉNOMÈNES PHYSIOLOGIQUES DE L'ACCOUCHEMENT.

Contractions utérines. 39. D. Quel sont les phénomènes physiologiques de l'accouchement ?

R. Les contractions utérines, les douleurs, la dilatation de l'orifice, glaires sanguinolentes, formation de la poche des eaux, rupture de la poche des eaux.

39 *bis*. D. Quel est le caractère des contractions utérines ?

R. C'est d'être *involontaires*, *intermittentes*, *douloureuses*.

40. D. Est-ce heureux que les contractions utérines soient involontaires ?

R. Oui ; car sans cela les femmes auraient pu retarder l'époque de l'accouchement.

41. D. Velpeau n'admet-il que des contractions involontaires ?

R. Non ; il admet aussi des contractions volontaires, mais Tarnier combat cette opinion.

Douleurs. 42. D. Quand reviennent les douleurs quand les contractions sont intermittentes ?

R. Toutes les demi-heures, tout les quarts d'heure, toutes les cinq minutes ; plus le travail avance, plus elles se rapprochent et augmentent d'intensité.

43. D. Durent-elles longtemps?

R. Une demi-minute, rarement deux minutes.

44. D. Quelle est la cause des intermittences utérines?

R. On n'en sait rien; cependant l'on peut dire que l'utérus ne diffère pas en cela de tous les muscles de la vie végétative qui tous se contractent d'une manière intermittente; exemple : le cœur. (Tarnier.)

45. D. Qu'appelle-t-on mouches?

R. Ce sont de petites douleurs que les femmes éprouvent quelques heures avant l'accouchement.

46. D. Combien y a-t il d'espèces de douleurs?

R. Les douleurs *préparantes*, les douleurs *expulsives* et les douleurs *concroissantes*.

47. D. A quoi servent les douleurs préparantes?

R. A préparer l'orifice de l'utérus, ces douleurs sont intolérables.

48. D. Toutes les femmes souffrent-elles également?

R. Non.

49. D. Une femme peut-elle accoucher sans le savoir, dans l'état physiologique?

R. D'une manière générale, *non*; mais si elle est plongée dans le coma, dans le sommeil anesthésique, dans l'épilepsie, elle ne sentira rien.

50. D. Quelle est la cause des douleurs?

R. 1° Les contractions utérines; 2° la pression de la tête du fœtus pour dilater l'orifice utérin; 3° la compression des nerfs des parois abdominales.

51. D. Ces contractions sont-elles très-intenses? Donner une idée de leur intensité.

R. Leur intensité est très-variable, cependant l'utérus se contracte quelquefois d'une manière énorme *qui peut enfoncer* les parois de la tête de l'enfant.

52. D. Quel est le siége des contractions?

R. Au commencement dans tout l'organe, puis ensuite *du fond de l'utérus vers le col.*

53. D. Que présagent les douleurs lombaires?

R. Un accouchement lent.

54. D. A quoi reconnaît-on que l'utérus se contracte?

R. Les femmes pleurent et crient.

55. D. Comment sont les cris de la femme pendant les douleurs préparantes?

R. *Ils sont aigus.*

56. D. Et pendant les douleurs expulsives?

R. *Ils sont étouffés.*

57. D. Et pendant les douleurs concroissantes?

R. Elle pousse *un seul cri déchirant.*

58. D. Au moment de la contraction, comment est le ventre?

R. Il devient plus pointu.

59. D. Comment est le ventre entre les contractions?

R. Il est souple.

60. D. Comment est l'utérus pendant les contractions.

R. Plus volumineux, plus dur.

61. D. Comment est l'orifice pendant les contractions?

R. Il est dur, puis après mou.

62. D. Si l'on introduit le doigt dans l'utérus, qu'on l'applique sur la tête de l'enfant

et que l'on sente la tête s'appuyer sur le bout du doigt, qu'est-ce que cela indique?

R. Que la contraction commence.

63. D. Quel est le phénomène initial de l'accouchement?

R. *Les contractions utérines;* si elles font défaut, le travail se fait mal; si elles sont énergiques, le travail se fait bien.

64. D. Qu'arrive-t-il après la dilatation de l'orifice utérin?

R. La formation de la poche des eaux.

Dilatation de l'orifice.

65. D. Qu'est-ce que la dilatation de l'orifice utérin?

R. C'est l'effacement du col, qui marche *de l'orifice interne vers l'orifice externe.*

66. D. Quand cette dilatation a-t-elle lieu?

R. Quinze jours *avant* l'accouchement.

67. D. Y a-t-il un col à la fin de la grossesse?

R. Non; il est effacé.

68. D. Quelle différence y a-t-il entre le col utérin d'une primipare et celui d'une multipare?

R. C'est que celui de la primipare est très-étroit et les bords très-minces, tandis que l'orifice de la multipare est agrandi et à bords mousses.

69. D Pourquoi la matrice en se contractant chasse-t-elle l'œuf par le col?

R. C'est parce que c'est la partie la plus *mince*, la moins *résistante* de l'utérus.

70. D. Comment explique-t-on la dilatation de l'orifice par les contractions?

R. Par l'antagonisme des fibres longitudinales et des fibres horizontales, et, comme ces dernières sont moins *nombreuses*, les premières l'emportent.

71. D. La dilatation de l'orifice se fait-elle lentement ou rapidement?

R. Elle se fait lentement au commencement, puis à la fin plus rapidement.

72. D. Comment apprécie-t-on le diamètre de l'orifice utérin?

R. On dit qu'il a un orifice de tant de centimètres, mais il est mieux de le comparer à une pièce de monnaie, l'on dit alors qu'il est comme une pièce de 5 fr., etc.

73. D. Quelle est la forme de l'orifice dilaté?

R. Arrondi ou ovalaire; dans ce cas, il est plus grand dans son diamètre transversal, que d'avant en arrière.

74. D. A quel moment faut-il toucher l'orifice pour apprécier sa largeur?

R. Entre deux contractions.

75. D. Quelle différence présente l'orifice selon qu'on le touche pendant une contraction ou dans l'intervalle de deux contractions?

R. Pendant la contraction, ses bords sont *durs et tendus*, après ils sont *souples*.

76. D. Si l'on touche une femme ayant l'orifice très-souple et cédant sous le doigt, qu'est-ce que cela indique?

R. Un travail *très-rapide*.

77. D. Dans quel cas l'orifice utérin s'épaissit-il?

R. Dans le cas de stase du sang veineux, d'œdème du col, produit par la compression qu'exerce la tête de l'enfant.

78. D. Quelle est la lèvre qui s'épaissit le plus?

R. La lèvre *antérieure*, elle prend quelquefois un volume considérable.

79. D. Qu'appelle-t-on couronnement?

R. C'est quand la tête bouche l'orifice, mais ne l'a pas encore franchi.

Glaires sanguinolentes.

80. D. Par quoi sont sécrétées les glaires sanguinolentes?

R. Par les glandes mucipares.

81. D. A quoi servent-elles?

R A lubrifier l'orifice.

82. D. Pourquoi sont-elles sanguinolentes?

R. Parce que les éraillures du col qui se sont faites pendant la dilatation ont saigné.

83. D. Comment les femmes appellent-elles l'apparition des glaires sanguinolentes?

R. Elles disent qu'elles *marquent*.

Poche des eaux.

84. D. Qu'entend-t-on par la poche des eaux?

R. C'est la portion de la membrane de l'œuf qui correspond à l'orifice utérin; plus la dilatation est grande, plus la poche est grande.

85. D. Par quelles membranes est-elle formée?

R. Par le chorion, l'amnios, la caduque.

86. D. Comment appelle-t-on la poche des eaux quand elle dépasse de beaucoup l'orifice?

R. En forme de boudin.

87. D. La poche des eaux indique-t-elle la forme de la présentation?

R. Non.

88. D. Entre deux contractions utérines peut-on percevoir la poche des eaux?

R. Non; elle est tellement molle que l'on ne peut la percevoir au bout du doigt.

89. D. Si on sent facilement les parties fœtales après avoir repoussé la poche des eaux, est-ce un bon signe?

R. Oui; sinon, c'est un signe défavorable.

90. D. Que devient la poche des eaux pendant les contractions?

R. Elle se tend comme la peau d'un tambour.

91. D. Si l'on veut savoir si la poche des eaux est rompue, que faut-il faire?

R. Il faut toucher entre deux contractions; si elle est rompue, vous sentez les sutures, les fontanelles; si elle n'est pas rompue, vous sentez une peau *tendue*, c'est la poche des eaux intacte.

92. D. A quoi est due la tension de la poche des eaux?

R. Au liquide amniotique, qui est venu en bas pendant la contraction et qui a repoussé la partie fœtale en haut.

93. D. Quand est-ce que la poche des eaux se rompt?

R. Quand la tête est au couronnement.

94. D. Que faut-il faire si les membranes ont résisté?

R. Il faut les rompre.

Rupture de la poche des eaux.

95. D. A quel moment faut-il les rompre?

R. Au moment d'une contraction.

96. D. Que faut-il faire pour les rompre?

R. On donne un petit coup sec, où bien l'on gratte les membranes avec le bout de l'ongle; si elles résistent encore on se sert d'un cure-dent, d'une plume d'oie, ou *du perforateur de Dubois*.

97. D. Comment appelle-t-on cette rupture?

R. Rupture *tardive artificielle*.

98. D. Si les membranes sont très-minces, qu'arrive-t-il?

R. Elles se déchirent prématurément pendant les contractions indolores et quand l'orifice n'est pas dilaté.

99. D. Comment appelle-t-on cette rupture ?
R. Prématurée.

100. D. Dans quel moment le liquide amniotique s'écoule-t-il?
R. Pendant les contractions.

101. D. Est-il abondant ?
R. Ordinairement 500 grammes et quelquefois plein une cuvette.

102. D. Par quoi est arrêté l'écoulement du liquide ?
R. *Par la tête du fœtus* qui bouche l'orifice.

103. D. Où se fait la rupture?
R. Au centre de la poche.

104. D. Quand dit-on qu'un enfant est né coiffé?
R. Quand les membranes sont repoussées par la tête de l'enfant et que la rupture a lieu *plus haut.*

105. D. Quand la rupture a-t-elle lieu ?
R. Après la dilatation.

106. D. Comment est le vagin quand le col s'est effacé ?
R. Il s'est dilaté en suivant le col.

rodromes l'accou-ement. 107. D. Quels sont les prodromes de l'accouchement ?

R. Abaissement de l'utérus dans les quinze derniers jours, envie fréquente d'uriner, maux de reins, vulve gonflée, varices, tumeur dure dans le ventre; contractions indolores, mouches.

108. D. Comment divise-t-on l'accouchement proprement dit?

R. En deux temps : 1° *dilatation des voies génitales*, comprend dilatation de l'orifice, formation de la poche des eaux; 2° dilatation du vagin, du périnée, de la vulve : ce dernier temps s'appelle *expulsion*.

Le travail. 109. D. Quelle est la durée du travail?

R. Dix à douze *heures* terme moyen, plus longue chez les primipares.

110. D. De la dilatation des voies génitales ou de l'expulsion, quelle est celui de ces deux temps qui dure le plus longtemps?

R. C'est la *dilatation;* elle dure au moins quatre fois autant que l'expulsion.

111. D. Quels sont les signes du travail?

R. Les contractions utérines, et les douleurs qui *accompagnent les contractions.*

112. D. Les contractions et les douleurs sont-elles des signes absolus?

R. Non, car ces signes varient trop.

113. D. Quels sont les autres signes?

R. La dilatation de l'orifice.

114. D. Est-ce un signe absolu du travail?

R. Non, il arrive souvent que le travail soit commencé, et que néanmoins l'orifice ne soit pas dilaté; — de même, il peut arriver que l'orifice soit dilaté, et que le travail ne soit pas commencé; ainsi, l'ouverture est déjà dilatée chez les multipares avant le travail.

115. D. Quel est donc le meilleur signe du travail?

R. *Il faut que les contractions utérines aient lieu en même temps que la dilatation de l'orifice; voilà le meilleur signe.* (Tarnier.)

116. D. Peut-on prévoir d'avance l'heure à laquelle une femme va accoucher?

R. Non d'une manière absolue, mais cependant on peut s'entourer de signes qui peuvent mettre sur la voie. Ainsi : 1° si la période de dilatation a duré neuf heures, l'on peut dire que la période d'expulsion se fera en deux ou trois heures, parce qu'il y a un rapport constant entre ces deux périodes; 2° la fille met généralement le même temps à accoucher que la mère; si l'on a accouché la mère l'on peut donc dire combien de temps durera l'accouchement de la fille; 3° si l'on a déjà accouché une femme l'on peut lui dire l'heure à laquelle elle sera délivrée à la deuxième couche; 4° si les douleurs reviennent très-énergiquement et très-régulièrement, l'on peut dire que l'accouchement se fera rapidement; 5° si l'orifice de l'utérus est largement ouvert et mou, le vagin court et large, la vulve lubrifiée; tous ces signes indiquent que l'accouchement se fera sans retard.

PHÉNOMÈNES MÉCANIQUES DE L'ACCOUCHEMENT.

117. D. Qu'entend-t-on par mécanisme de l'accouchement?

R. C'est l'ensemble des mouvements imprimés au fœtus pendant qu'il traverse les parties génitales.

Présentations. 118. D. Qu'est-ce que la présentation ?

R. *C'est la région fœtale qui s'avance la première pour descendre dans les organes génitaux.* (Tarnier.)

119. D. Combien y a-t-il de présentations ?

R. Autrefois il y en avait à l'infini, aujourd'hui il n'y en a plus que cinq.

120. D. Quelles sont ces cinq présentations ?

R. 1° La présentation du sommet ; 2° présentation de la face ; 3° présentation du siége ; 4° présentation de l'épaule droite ; 5° présentation de l'épaule gauche.

121. D. Qu'est-ce que la position ?

R. *Ce sont les rapports exacts entre la partie fœtale qui se présente, et les différents points du bassin.* (Tarnier.)

122. D. Quels sont les points de repère pour les cinq présentations ?

R. Pour le sommet l'occiput, pour la face le menton, pour le siége le sacrum, pour le tronc l'acromion.

123. D. Combien y a-t-il de positions pour les cinq présentations?

R. Il n'y en a que deux, *la droite et la gauche*, suivant que le point de repère du fœtus est dirigé à droite ou à gauche du bassin.

124. D. Combien y a-t-il de variétés?

R. Trois : antérieure, transversale, postérieure. (Très-peu importantes.)

125. D. Si le point de repère est dirigé à gauche comment s'appelle la position?

R. Position iliaque gauche, l'on dira donc occipito-iliaque gauche, si l'occiput est dirigé à gauche du bassin; occipito-iliaque droite, s'il est dirigé à droite. mentonier iliaque gauche, mentonier iliaque droit.

126. D. Comment est située la tête dans la présentation du sommet?

R. Elle est fléchie sur la poitrine.

127. D. Comment est située la tête dans la présentation du menton?

R. Elle est étendue sur le cou.

Positions. 128. D. A quel moment s'établissent *les classifications des positions?*

R. C'est au *début du travail;* si la position change, c'est le résultat du travail et non celui de la position primitive.

129. D. En un mot, qu'est-ce que la position?

R. C'est le rapport de la présentation. (Tarnier.)

130. D. Les positions antérieure, postérieure, transversale, sont-elles communes?

R. Ce sont de pures positions théoriques, on ne les rencontre jamais. Ces noms de position antérieure, transversale, postérieure, signifient simplement que le point de repère est oblique antérieur, oblique postérieur, oblique transverse, car en définitive il n'y a que deux positions iliaque gauche, iliaque droite. (Tarnier.)

PRÉSENTATION DU SOMMET.

131. D. De toutes les présentations quelle est la plus fréquente?

R. C'est celle du sommet; sur 2,000 femmes accouchées, 1,900 sont accouchées par le sommet; c'est 19 fois sur 20.

132. D. Comment explique-t-on cela?

R. Cazeaux l'explique en disant que c'est parce que le fœtus est obligé de s'accommoder à l'utérus; la petite extrémité étant la tête et la grosse le siége, c'est la petite extrémité, la tête, qui descend la première.

133. D. Quelles sont les positions les plus fréquentes de la présentation du sommet?

R. La position occipito-iliaque gauche antérieure, 1355 sur 1913; ensuite l'occipito-iliaque droite postérieure, 491 sur 1913. Ensuite, l'occipito-iliaque droite antérieure, 55 sur 1913; l'occipito-iliaque gauche postérieure, 12 sur 1913.

134. D. Quel nom a-t-on donné à la position *occipito-iliaque gauche antérieure ?*

R. On l'a appelée, à cause de sa fréquence, *première position*, et les autres deuxième, troisième, quatrième position.

135. D. Les positions transversales existent-elles?

R. Non, M. Dubois ne les a jamais rencontrées dans les conditions *normales*.

136. D. Dans quel cas peut-on trouver des positions transversales?

R. Quand la femme a le bassin *mal conformé*.

137. D. Pourquoi, de toutes les positions du sommet, la position oblique gauche antérieure est-elle la plus fréquente?

R. C'est parce qu'elle a lieu dans le plus grand diamètre du bassin quand il contient ses organes; la position oblique droite est plus rare, parce que le diamètre oblique droit est moins grand, diminué qu'il est par *l'intestin*.

138. D. Comment fait-on pour savoir que l'on a affaire à une présentation du sommet?

R. Il faudra demander à la femme en travail où elle sent remuer, si elle dit que c'est à droite, l'on doit songer à une présentation du sommet.

alpation. 139. D. Y a-t-il d'autres moyens d'exploration plus certains que celui-là?

R. Oui, c'est *le palper*, *l'auscultation* et *le toucher vaginal*.

140. D. Comment se pratique le palper?

R. La femme étant couchée les cuisses fléchies sur l'abdomen, la tête relevée par un oreiller, les parois abdominales relâchées, on applique doucement les mains sur le ventre, on trouve un corps dur, rond, résistant, c'est la tête ; si la tête est en bas, présentation du sommet.

141. D. Mais si les parois de l'abdomen sont très-épaisses, si l'utérus se contracte, ou si la tête est dans le petit bassin?

R. Il faut alors palper à droite et à gauche pour éviter la ligne blanche ; et l'on peut sentir la tête.

142. D. Quelle est l'opinion de Tarnier sur le *palper?*

R. Le palper, selon lui, n'est bon qu'avant l'accouchement, car pendant le travail il devient *inutile* à cause des grandes douleurs qu'il provoque.

Auscultation. 143. D. *Comment se pratique l'auscultation?*

R. On recherche le point maximum où se font entendre les battements du cœur. Si les battements du cœur ont leur maximum d'intensité *au-dessus du pubis*, l'on a affaire à une présentation du sommet.

Toucher vaginal. 144. D. Comment peut-on constater la présentation du sommet par le toucher *vaginal?*

R. Si l'on sent avec l'extrémité des doigts une tumeur volumineuse, arrondie, dure. Si l'on reconnaît des sillons moins résistants, ce sont les sutures; puis des espaces mous, ce sont les fontanelles; l'on a donc affaire à une présentation du sommet.

145. D. Quelles sont les difficultés qui peuvent se présenter?

R. Ce sera l'*élévation de la présentation* par la poche des eaux, et si la tumeur fuit sous les doigts.

146. D. Que faut-il faire dans ce cas?

R. Il faut appliquer la main gauche sur l'hypogastre, et presser doucement; le *fœtus descend et l'on peut alors sentir* avec la main droite si c'est le sommet qui se présente.

147. D. N'a-t-on pas pris quelquefois une bosse œdémateuse du cuir chevelu pour la présentation du siége?

R. Oui, à cause de la mollesse de cette bosse on a pu la prendre pour le siége, mais en palpant, on sent bientôt le frémissement des cheveux, et en limitant la tumeur l'on sent qu'elle résiste en dehors de la portion molle, l'on a donc affaire à une présentation du sommet.

148. D. Si le maximum d'intensité du bruit du cœur se fait entendre à droite et en avant, à quelle position a-t-on à faire ?

R. A la position occipito-iliaque droite antérieure. Si c'est à gauche et en arrière, position occipito-iliaque gauche postérieure.

149. D. Quand on s'est assuré par le toucher que l'on a affaire à une présentation *du sommet*, que faut-il faire pour savoir la *position* ?

R. Il faut faire glisser le doigt introduit dans le vagin d'avant en arrière jusqu'à ce que l'on sente un sillon, c'est la suture sagittale; l'on sent alors la direction de cette suture, si cette suture est dirigée parallèlement au diamètre oblique gauche, etc. Si on la sent se terminer en avant en forme de V, l'occiput est donc dirigé en avant, et l'on a affaire à une position occipito-iliaque gauche antérieure.

150. D. Comment constater que l'on a affaire à la fontanelle antérieure ou postérieure?

R. L'antérieure est beaucoup plus développée, ensuite elle présente quatre angles, et la postérieure trois seulement.

151. D. Si l'œdème du cuir chevelu est trop considérable pour qu'on puisse toucher facilement le sommet, à quoi a-t-on recours ?

R. A la palpation et à l'auscultation.

152. D. Des trois modes d'investigation, quel est celui qui est le moins fidèle ?

R. *C'est la palpation*, ensuite l'auscultation.

153. D. Si les trois modes d'investigation présentent chacun des difficultés, que conseille Tarnier ?

R. Il ne faut pas avoir recours à une seule méthode d'investigation, mais aux trois à la fois.

PHÉNOMÈNES PARTICULIERS AUX CINQ TEMPS DE L'ACCOUCHEMENT DANS LA PRÉSENTATION DU SOMMET.

154. D. En combien de temps divise-t-on le mécanisme de l'accouchement ?

R. En cinq temps particuliers pendant lesquels la tête exécute une série de mouvements.

155. D. Quels sont ces cinq temps ?

R. 1er temps, flexion : — 2e temps, l'engagement ou descente ; — 3e temps, la rotation ; — 4e temps, le dégagement ou l'extension ; — 5e temps, la restitution.

1er temps, flexion.

156. D. Quand a lieu la flexion et comment se fait-elle ?

R. *A la fin de la grossesse la tête exécute* un mouvement de flexion, le menton se rapproche du sternum.

157. D. Comment Tarnier appelle-t-il ce temps ?

R. Temps *d'amoindrissement.*

158. D. Pourquoi l'appelle-t-il ainsi ?

R. Parce que la tête se présente dans ce moment-là sous son petit diamètre.

e temps, gagement.

159\. D. Qu'arrive-t-il pendant le second temps ; (l'engagement ou descente) ?

R. La tête descend jusque sur le périnée en vertu des contractions utérines.

160\. D. Voit-on souvent ces deux temps ?

R. Non, presque toujours ces deux temps sont exécutés quand le médecin arrive, parce que ces deux temps ont déjà eu lieu à la fin de la grossesse ; on ne peut les constater que chez les primipares.

161\. D. Ces deux temps s'opèrent-ils successivement ?

R. Non, ils se font simultanément dans la nature.

3e temps, rotation.

162\. D. De tous les temps quel est celui qui est le plus important ?

R. La *rotation*, c'est-à-dire le 3e temps.

163\. D. Comment est le grand diamètre dans le détroit inférieur ?

R. Il a 11 centimètres et acquiert 12 centimètres, quand la tête passe.

164\. D. Pourquoi la tête tourne-t-elle pour passer dans le détroit inférieur ?

R. Parce que la tête était oblique et ne pouvait passer; alors elle tourne pour que son grand diamètre puisse passer par le grand diamètre du détroit inférieur.

165. D. Comment tourne-t-elle ?

R. De manière que l'occiput soit placé derrière la symphyse du pubis.

166. D. Quel chemin suit-elle ?

R. Le chemin *le plus court*. Si l'occiput est à droite elle tournera de droite à gauche et d'arrière en avant.

167. D. Quelle explication donne M. Dubois du mécanisme de la rotation ?

R. Il pense que le mouvement de rotation est produit par l'élasticité des parties molles.

168. D. En vertu de quel mécanisme la tête se fléchit-elle ?

R. On a dit que c'était parce que la colonne vertébrale poussée par les contractions utérines pressait plus près de l'occiput que du menton.

temps, gement ension.

169\. D. Quel est le quatrième temps ?

R. Le dégagement.

170\. D. Qu'est-ce que le dégagement ?

R. C'est le mouvement *d'extension* de la tête au-dessous du pubis.

171\. D. Que voit-on apparaître en premier lieu ?

R. D'abord l'occiput, puis la suture sagittale, le front, les yeux, le nez, la bouche, puis enfin le menton.

172\. D. Quelle explication faut-il donner, de l'extension de la tête ?

R. Ce sont les parties molles du périnée qui forment une gouttière élastique ; cette gouttière revient ensuite sur elle-même et pousse rapidement la tête dans l'extension.

temps, tution.

173\. *D. Quel est le cinquième temps ?*

R. La restitution.

174\. D. Qu'est-ce que la restitution ?

R. C'est ce temps qui a pour but de ramener la tête sortie des parties génitales dans la position que l'occiput avait avant la rotation ; l'occiput est dirigé vers la cuisse droite ou gauche suivant que la position de l'occiput avant la rotation était une position iliaque droite ou gauche.

175. D. Quelle explication donne-t-on de ce cinquième temps ?

R. L'on dit que le cou s'étant tordu pendant la rotation, il s'est détordu pendant la restitution.

176. D. A quel moment la restitution a-t-elle lieu ?

R. Au moment où la tête est libre et sortie des parties génitales.

177. D. Le tronc tourne-t-il avec le cou *dans la rotation* ?

R. Oui, selon Tarnier.

178. D. Quand la tête est sortie et que la restitution a eu lieu, où sont les épaules ?

R. *Elles sont dans l'excavation.*

179. D. Mais le diamètre bis-acromial ayant 12 centimètres et le diamètre transversal du détroit inférieur n'en ayant que 11, comment les épaules vont-elles sortir ?

R. Le grand diamètre bis-acromial, au lieu d'être placé *transversalement* sera placé dans le sens *longitudinal*, de manière à pouvoir passer par le grand diamètre du détroit inférieur.

180. D. M. Tarnier n'a-t-il pas décrit un sixième temps?

emps, ex-ulsion du onc.

Quel nom lui donne-t-il?

R. *L'expulsion du tronc.*

181. D. Comment se passe ce sixième temps?

R. L'épaule antérieure qui est sous la symphyse se dégage, puis le fœtus s'incurve, puis l'épaule postérieure, et l'enfant est projeté rapidement par la contraction utérine.

182. D. Combien y a-t-il donc de temps pour l'accouchement par le sommet?

R. Cinq, selon tout le monde; 6, selon Tarnier.

183. D. Les six temps se passent-ils toujours aussi régulièrement que nous venons de les décrire?

omalie es six emps.

R. Non, il arrive souvent des anomalies, des *irrégularités*, qui peuvent porter sur chacun des six temps.

184. D. Quelles sont les anomalies du premier temps flexion?

R. Il peut arriver que lorsque la tête est

arrivée au détroit supérieur, elle ne se fléchisse pas, d'où présentation du front ; quelquefois elle s'infléchit sur le pariétal droit, cela n'amène que des *lenteurs* dans l'accouchement, l'utérus fera plus d'efforts et ces irrégularités disparaîtront.

185. D. Quelles sont les irrégularités du deuxième temps *l'engagement*?

R. Elles reposent sur la durée de l'engagement qui se fait *lentement*. Il arrive souvent que le pariétal postérieur est plus élevé, ou bien la suture sagittale regarde le sacrum, ou bien la tête reste inclinée pendant l'engagement.

186. D. Quelles sont les anomalies du troisième temps ?

R. L'occiput qui doit être ramené derrière la symphyse du pubis, n'est pas ramené, la rotation ne se fait pas, l'accouchement se termine péniblement, *au lieu que l'extension se fasse autour du pubis, elle se fait autour de la commissure postérieure de la vulve,* le menton en avant et l'occiput en arrière, le périnée étant extrêmement balayé par l'occiput.

187. D. Qu'arrive-t-il quand la rotation, au lieu de ne pouvoir se faire, est au contraire exagérée ?

R. Quand elle dépasse la limite, la nature la ramène dans ses limites naturelles.

188. D. Quelles sont les anomalies de l'extension ?

R. L'extension peut manquer.

189. D. Quelles sont les anomalies de la resti tution ?

R. Il peut arriver que, dans la position occipito-iliaque gauche, la *restitution* se fasse à droite.

190. D. Quand cela arrive-t-il?

R. Quand les épaules sont placées complétement transversalement.

191. D. De toutes ces anomalies quelle est la plus dangereuse?

R. C'est, dans *la rotation, quand l'occiput reste en arrière*; c'est dans ce cas qu'il faut des efforts et le secours de l'art.

Diagnostic des 6 temps. 192. D. Comment fait-on pour diagnostiquer la flexion?

R. En touchant le sommet, si l'on sent que la fontanelle postérieure se rapproche du centre.

193. D. Comment constate-t-on l'engagement?

R. Plus la tête s'engage plus on la sent.

194. D. Comment diagnostique-t-on la rotation?

R. On la reconnaît parce que la suture sagittale qui était *oblique* est *longitudinale;* la tête a donc tourné.

195. D. Comment diagnostiquer le dégagement?

R. On n'a qu'à regarder les parties génitales, on voit si le dégagement s'est fait; il en sera de même du cinquième temps, restitution, et du sixième.

196. D. Quel est la présentation la *plus favorable* pour la mère et l'enfant bien constitués?

R. C'est celle du sommet, il n'en meurt qu'un sur cinquante.

PRÉSENTATION DE LA FACE.

Diagnostic. 197. D. Comment est placée la tête dans la présentation de la *face*?

R. La tête est étendue, le menton est éloigné du sternum et l'occiput touche la colonne.

198. D. Est-elle plus ou moins fréquente que la présentation par le sommet?

R. Elle est *beaucoup plus rare*, 1 sur 270, tandis que par le sommet, 19 sur 20; Tarnier dit que, de toutes, c'est la plus *rare*.

199. D. Quelle est la cause de la présentation de la face?

R. Elle est due à l'obliquité utérine; la tête se heurtant contre le pourtour du détroit supérieur, l'utérus continuant à se contracter, la tête se renverse.

200. D. Quels sont les signes de la présentation de la face?

R. Il y en a trois, comme pour le sommet: *la palpation*, *l'auscultation* et *le toucher vaginal*.

201. D. Qu'apprend la palpation ?

R. La palpation n'apprend rien, si non que l'on a affaire à une présentation céphalique.

202. D. Que nous apprend l'auscultation?

R. Le maximum des battements du cœur *est plus élevé* que dans la présentation du sommet; ce n'est plus par le dos, mais par la poitrine que nous arrivent les battements.

203. D. Que nous apprend le toucher?

R. Que la présentation est *très-élevée* au commencement du travail; *poche des eaux volumineuse*, l'on enfonce le doigt très-profondément.

204. D. Est-ce facile de constater la présentation de la face quand la poche des eaux n'est pas *rompue*?

R. Non, mais quand elle est rompue cela devient plus facile.

205. D. Que sent-on avec le doigt quand la *poche* des eaux est rompue?

R. L'on sent la suture sagittale, le front; au dessous deux arcs osseux, arcades sourcilières; plus bas, de chaque côté, on a la sensation de globes arrondis molasses, ce sont les deux yeux; au-dessous, sur la ligne médiane, une petite saillie dure triangulaire, plus mince à la racine, terminée par deux ouvertures, séparées par une cloison, c'est le nez; au dessous du nez, une ouverture, la bouche; si les arcades alvéolaires sont ouvertes, on sent les rebords libres des arcades et la langue.

206. D. Quel est de tous ces signes le plus important?

R. C'est *le nez*, il n'y a que *lui* qui soit un signe pathognomonique.

207. D. N'a-t-on pas confondu quelquefois la présentation de la face avec celle du siége?

R. Oui, quand les joues sont *tuméfiées*, rapprochées l'une de l'autre elles cachent les éléments de la face, on les prendrait pour les fesses; mais, en avançant le doigt, l'on sent une saillie, c'est le *nez*.

208. D. N'a-t-on pas pris aussi quelquefois la bouche pour l'anus? Comment les distinguer?

R. C'est que si c'est la bouche, l'on sent les *arcades alvéolaires*.

209. D. Combien de positions dans la face?

R. Deux : tantôt le menton est dirigé vers le côté droit, mento-iliaque droit; tantôt vers le côté gauche, mento-iliaque gauche.

210. D. Pour chacune de ces positions combien y a-t-il de variétés ?

R. Trois, antérieure, postérieure, transverse, mais jamais cependant le menton n'est dirigé vers l'angle sacro-vertébral, ni jamais directement derrière le pubis.

211. D. Mais comment s'assurer si l'on a affaire à une mento-iliaque droite ou gauche?

R. Ce sera par les *narines* ; si les narines regardent vers la droite du bassin, mento-iliaque droite...

212. D. De toutes les positions de la face qu'elle est la plus fréquente ?

R. *C'est la mento-iliaque droite postérieure.*

213. D. Après la mento-iliaque droite postérieure quelle est la position la plus fréquente ?

R. C'est la mento-iliaque gauche antérieure.

214. D. Comment explique-t-on cela ?

R. C'est parce que les présentations de la face ne sont que des *transformations des présentations du sommet.*

215. D. Quel est le mécanisme des présentations de la face, en combien de temps se divise-t-il?

R. En cinq temps : 1° extension, 2° engagement, 3° rotation, 4° dégagement, 5° restitution.

216. D. En quoi le premier temps de la présentation de la face diffère-t-il du premier temps de la présentation par le sommet?

R. C'est que, dans le premier temps de la présentation de la face, il y a *extension*, tandis que dans le premier temps de la présentation par le sommet, il y a *flexion*.

217. D. Quelle différence y a-t-il entre le quatrième temps de la présentation de la face et le 4e temps de la présentation par le sommet?

R. *C'est que, dans le quatrième temps de la* présentation de la face, il y a *flexion*, tandis que dans le quatrième temps de la présentation par le sommet il y a *extension*; il y a donc *transposition entre le premier et le quatrième temps*.

218. D. Qu'arrive-t-il pendant le troisième temps, la rotation?

R. Le menton tourne et est ramené derrère le pubis *par le chemin le plus court.*

291. D. Qu'arrive-t-il pendant le quatrième temps, dégagement ?

R. La face se dégage par un mouvement de flexion ; la première partie qui se dégage c'est le menton, puis la bouche, le nez, le front, puis l'occiput.

220. D. Qu'arrive-t-il pendant le cinquième temps, restitution ?

R. Les épaules, de transversales, tournent comme dans la présentation du sommet.

Anomalies. 221. D. Quelles sont les anomalies du premier temps, extension ?

R. Le mouvement d'extension peut être incomplet et l'on a une présentation du front, que l'on confond avec celle du sommet ; d'autres fois il est trop étendu, l'on a une présentation du menton ; d'autres fois la tête est inclinée : molaire droite, molaire gauche.

222. D. Quelles sont les anomalies du deuxième temps, engagement ?

R. L'engagement se fait très-lentement parce que ce n'est plus la tête seule, comme dans la présentation par le sommet, mais la tête *doublée par toute l'épaisseur de la poitrine*, ce qui présente une masse tellement volumineuse que l'engagement ne peut avoir lieu; de là accouchement impossible.

223. D. Que faut-il pour que l'accouchement puisse avoir lieu?

R. Il faut un mouvement de rotation qui *ramène le menton derrière le pubis*, le tronc restant dans l'abdomen au dessus du détroit supérieur.

224. D. Mais si la rotation manque, qu'arrive-t-il?

R. Le menton restant en arrière, l'accouchement est *impossible*.

225. D. N'y a-t-il *pas cependant des cas dans* lesquels l'accouchement peut avoir lieu?

R. Oui, si le bassin est très-large, l'enfant très-petit, la présentation de la face peut se convertir en présentation du sommet.

PRÉSENTATION DU SIÉGE.

Diagnostic. 226. D. Des présentations du siége quelle est la plus fréquente?

R. C'est *la sacro-iliaque gauche.*

227. D. Quelle est la plus rare?

R. La présentation du genou.

228. D. Quel est le point de repère dans la présentation du siége?

R. C'est le *sacrum.*

229. D. Dans la présentation du pied?

R. C'est le *calcaneum.*

230. D. Dans la présentation du genou?

R. C'est *l'éminence de la crête du tibia.*

231. D. Où se fait entendre le maximum des battements du cœur dans la présentation du siége?

R. *Au-dessus de l'ombilic.*

232. D. Comment diagnostiquer par le toucher la présentation du siége?

R. La présentation est très-*élevée* au toucher, la poche des eaux *volumineuse*, le liquide s'écoule à flots, il sort du méconium pur en nature.

233. D. Quelle sensation offre le siége au *toucher?*

R. Tumeur mollasse, assez volumineuse, arrondie, au milieu de laquelle se trouve un sillon, raie interfessière, puis des parties osseuses, ischion, grand trochanter, enfin une ouverture, le rectum.

234. D. Comment reconnaît-on les pieds?

R. Membre d'un petit volume qui s'articule avec la jambe *à angle droit*, l'on sent une saillie dure en arrière, le talon.

235. D. Comment reconnaît-on le pied droit du gauche?

R. Il faut placer par la pensée son pied dans la même position qu'est placé le pied de l'enfant, après avoir examiné comment est placé le talon et avoir su distinguer le bord interne du bord externe.

236. D. Comment distingue-t-on le bord interne du pied du bord externe?

R. C'est parce que le bord interne *est plus épais* que l'externe.

237. D. Comment diagnostique-t-on le genou?

R. Surface dure arrondie, quand on la contourne on arrive à une fente qui est *le pli du jarret*, si les jambes sont pliées.

238. D. Comment saura-t-on dans une présentation du siége que l'enfant est mort?

R. Si l'on introduit *facilement le doigt dans le rectum*.

239. D. Avec quoi peut-on confondre la présentation du siége?

R. Avec une présentation de la face, avec celle du sommet, avec la présentation de l'épaule surtout quand la présentation est très-élevée.

240. D. Comment peut-on distinguer le pied de la main?

R. C'est parce que le pied est à *angle droit sur la jambe*, tandis que la main est *sur la même ligne que le bras*. Ensuite la saillie libre à angle droit du talon empêche de les confondre, puis les orteils *non séparés*, tandis que les doigts sont séparés, enfin il arrive quelquefois que la main du fœtus saisit votre doigt.

Mécanisme de la présentation du siége.

241. D. Quel est le mécanisme de la présentation du siége?

R. 1° Pelotonnement, amoindrissement, selon Tarnier, 2° engagement, 3° rotation, 4° dégagement, 5° expulsion de la tête, 6° expulsion du tronc (Tarnier).

242. D. Que se passe-t-il dans le premier temps?

R. Les cuisses se fléchissent et s'appliquent sur le ventre pour que le fœtus tienne moins de place.

243. D. Que se passe-t-il dans le deuxième temps?

R. Le siége descend jusque sur le plancher du périnée.

244. D. Qu'arrive-t-il au troisième temps?

R. Une des hanches se place en avant, l'autre en arrière; c'est la plus antérieure qui se place derrière le pubis, et l'autre devant le sacrum, dans la présentation sacro-iliaque gauche antérieure.

245. D. Que se passe-t-il au quatrième temps?

R. Il a pour but de faire passer le grand diamètre dans le grand diamètre antéro-postérieur; c'est la hanche antérieure qui apparaît la première, puis la hanche postérieure; le tronc s'infléchit, puis l'on voit les coudes, puis l'épaule antérieure puis postérieure.

246. D. Que faut-il que l'accoucheur fasse, doit-il aider à la sortie du siége pendant le dégagement?

R. Non, il ne doit rien faire sous peine de voir succomber l'enfant.

247. D. Le cinquième temps ou dégagement de la tête, comment se divise-t-il?

R. En deux temps, *rotation de la tête et expulsion*. La tête étant placée transversalement elle *tourne*, l'occiput est ramené derrière le pubis, c'est une véritable restitution.

248. D. Qu'est-ce qui apparaît en premier lieu pendant l'expulsion de la tête?

R. La tête étant fléchie, le menton apparaît le premier, puis la bouche, puis le front.

Anomalies de la présentation par le siége.

249. D. Quelles sont les anomalies du premier temps dans une présentation du siége?

R. Le pelotonnement peut être imparfait.

250. D. Quelles sont les anomalies du troisième temps?

R. Rotation irrégulière, le siége se place diagonalement.

251. D. Quelles sont les anomalies du cinquième temps?

R. L'occiput, au lieu de se placer derrière le pubis, se place dans la cavité du sacrum. Cette anomalie est la plus dangereuse de toutes.

252. D. Quels sont les dangers qu'offre la présentation du siége pour la mère?

R. Le travail se faisant lentement, la femme s'épuise, elle met vingt-quatre heures au lieu de douze pour accoucher.

253. D. Quel est le pronostic pour l'enfant?

R. Très-grave, il en meurt 1 sur 7.

254. D. Quelles sont les causes de la mort de l'enfant?

R. Congestion vers la tête, le liquide amniotique se vide et l'enfant est pressé par l'utérus, lenteur du travail, *compression du cordon ombilical.*

255. D. *Dans quel cas le fœtus* meurt-il asphyxié par la compression du cordon?

R. C'est lorsque la tête du fœtus est descendue dans l'excavation et que le cordon se trouve comprimé entre la tête du fœtus et les parois du bassin.

256. D. Que peut-il arriver du côté du placenta?

R. Décollement du placenta, donc plus de

connexion entre la mère et le fœtus, de là asphyxie.

257. D. L'accouchement par le siége est-il plus grave chez les primipares ?

R. Oui, parce que les parties cèdent moins facilement.

PRÉSENTATION DU TRONC

Diagnostic de la présentation du tronc.

258. D. Comment se divisent les présentations du tronc?

R. En présentation *latérale droite* et *latérale gauche*, ou présentation de *l'épaule droite* et *de l'épaule gauche*.

259. D. Pourquoi l'appelle-t-on présentation de l'épaule ?

R. Parce que le moignon de l'épaule est ramené au centre du bassin par les contractions utérines, et que le siége est porté en haut.

260. D. Quelle est l'épaule qui se présente le plus souvent ?

R. C'est l'épaule *droite*.

261. D. Dans une présentation de l'épaule quel est le point de repère ?

R. *L'acromion* ; l'on dira donc acromio-iliaque droite, quand l'acromion regardera la moitié droite du bassin, ou bien encore céphalo-iliaque droite, parce que la tête est toujours dirigée *du même côté que l'acromion.*

262. D. Combien de variétés dans la présentation acromiale ?

R. 3, antérieure, postérieure, transversale, mais la plus fréquente est la transversale.

263. D. Dans la céphalo-iliaque gauche, comment est dirigé le dos ?

R. Le dos est dirigé *en avant.*

264. D. Que doit-on faire pour se faire une idée de la position ?

R. Se coucher en idée à la place du fœtus, l'épaule droite sortant la première.

265. D. Quelles sont les causes de la présentation du tronc ?

R. La petitesse du fœtus — liquide amniotique très-abondant, — rétrécissement du bassin, — insertion vicieuse du placenta, — obliquité de l'utérus ; — malformation de l'utérus qui se développe transversalement.

266. D. Quels sont les symptômes commémoratifs qui peuvent vous mettre sur la voie d'une présentation de l'épaule ?

R. Des familles entières sont sujettes à une présentation de l'épaule, — si la femme a déjà accouché par l'épaule.

267. D. Comment diagnostique-t on une présentation de l'épaule ?

R. *Par le palper*, quand on rencontre la direction transversale du fœtus, et que l'on peut le faire *ballotter horizontalement*, — le ventre de la femme est irrégulier.

268. D. Qu'offre de remarquable l'auscultation ?

R. Le maximum des bruits du cœur se fait entendre *au-dessous* de l'ombilic, et se propage suivant une direction horizontale.

269. D. Qu'offre de remarquable le toucher ?

R. Présentation *très-élevée*, — poche des eaux volumineuse; quand les membranes sont rompues, avec le flot du liquide *sort le bras*, répondant à l'épaule.

270\. D. Quelle différence y a-t-il entre la procidence et le dégagement du bras ?

R. Dans la *procidence*, le bras *accompagne* la tête, la face, le siége ; dans le *dégagement* le bras *répond* à la présentation de l'épaule.

271\. D. Que sent-on en premier lieu dans la présentation de l'épaule ?

R. L'acromion, puis un arc osseux, la clavicule, en arrière l'omoplate, mais tout cela difficile à reconnaître.

272\. D. Quels sont donc les signes certains de la présentation de l'épaule?

R. *Creux de l'aisselle*, et en frottant avec le doigt on sent les côtes *et les espaces intercostaux*. Ce sont là les signes pathognomoniques de la présentation de l'épaule.

273\. D. Comment peut-on distinguer le coude du talon ?

R. Parce que le coude est pointu.

274\. D. Comment distingue-t-on l'épaule droite

de l'épaule gauche, quand il y a procidence ?

R. Il faut diriger la paume de la main du fœtus en haut, *si le pouce est dirigé à droite*, épaule droite, si le pouce est dirigé *vers la cuisse gauche*, épaule gauche.

275. D. Quel conseil M. Tarnier donne-t-il ?

R. Il prétend que la main droite ne ressemble pas à la main gauche, aussi conseille-t-il au médecin d'adapter l'une de ses mains à celle du fœtus ; si c'est la main droite qui s'adapte à celle du fœtus, ce sera la main droite du fœtus qui sera en procidence, donc ce sera une présentation de l'épaule droite, etc...

276. D. Quand le bras est appliqué et non dégagé, le tronc se présentant, comment reconnaître si c'est *le côté latéral droit ou gauche* ?

R. Pour cela il faut savoir ou est la tête et ensuite savoir si le dos est en avant ou en arrière.

277. D. Comment peut-on savoir de quel côté est la tête ?

R. Par le palper abdominal ou bien par le toucher.

278. D. Que faut-il chercher par le toucher pour savoir où est dirigée la tête ?

R. Il faut chercher, avec le bout du doigt, *le creux de l'aisselle ;* la tête est toujours du côté ou se dirige le creux de l'aisselle ; si à gauche, la tête est à gauche. Les autres points de repère sont l'omoplate, l'olécrane, la clavicule.

279. D. Que doit-on faire pour savoir où est le dos du fœtus ?

R. L'on doit chercher *où est la clavicule ;* si la clavicule est en arrière, le dos est en avant ; si l'omoplate est en avant, le dos est avant, mais cela est très-difficile en pratique.

280. D. Quel sera donc le signe pathognomonique ?

R. Il faut chercher *la colonne vertébrale* que l'on reconnaît à ses saillies osseuses ; si en avant, le dos est en avant, etc...

281. D. Quand on sait où est la tête, où est le dos, sait-on l'épaule qui se présente?

R. Oui.

282. D. Si la tête est à gauche et le dos en avant, quelle est l'épaule qui se présentera?

R. Ce sera l'épaule *droite*.

283. D. Si la tête est à droite et le dos en arrière quelle sera l'épaule qui se présentera?

R. L'épaule *droite*.

284. D. Combien de positions dans la présentation de l'épaule?

R. Deux : acromio-iliaque droite, acromio-iliaque gauche.

285. D. Que faut-il faire dans la présentation de l'épaule?

R. La version.

286. D. Dans quel cas la version se fait-elle spontanément?

R. Quand la tête ou le siége viennent à remplacer l'épaule, *version céphalique*, *version pelvienne*.

287. D. A quoi doit-on attribuer ces versions spontanées?

R. Aux contractions utérines d'inégale puissance à droite ou à gauche.

Mécanisme de la présentation du tronc. 288. D. Mécanisme de l'évolution spontanée?

R. 1° Pelotonnement ; 2° engagement de la partie fœtale ; 3° rotation, l'épaule est ramenée derrière le pubis, le tronc étant dirigé en arrière ; 4° dégagement, d'abord apparaît le creux de l'aisselle, puis le côté de la poitrine, puis la hanche, enfin le siége ; 5° la tête sort comme dans les présentations par le siége, en deux temps : rotation, expulsion.

289. D. Pour que l'évolution spontanée ait lieu, que faut-il du côté de la mère et de l'enfant ?

R. Un bassin très-large, des contractions utérines très-fortes ; il faut que l'enfant soit très-petit, un avorton, sans cela l'évolution spontanée n'a pas lieu.

290. D. M. Tarnier admet-il l'évolution spontanée céphalique de Velpeau ?

R. Non, il veut que ce soit une *version céphalique avec procidence du bras.*

291\. D. Quel est le pronostic de la présentation de l'épaule?

R. Grave ; — travail lent; — un sur deux enfants meurt, si l'on n'intervient pas.

292\. D. Comment s'assurera-t-on que le fœtus est vivant ou mort?

R. Par l'auscultation seulement.

Phénomènes consécutifs à l'accouchement.

293\. D. Pourquoi, quand le cordon ombilical est coupé, le bout maternel fournit-il du sang?

R. Parce que les vaisseaux du placenta se vident.

294\. D. Combien fait-on de ligatures au cordon?

R. 2, à trois ou quatre centimètres de distance l'une de l'autre, et l'on coupe au milieu.

295\. D. Que devient le ventre après l'accouchement?

R. Il s'amoindrit et devient flasque.

296\. D. Si l'on trouve encore une masse dans le ventre, par quoi est-elle formée?

R. C'est par l'utérus avec le placenta.

297\. D. Qu'est-ce qui arrive à la femme trois minutes après l'accouchement?.

R. *Un frisson physiologique*, puis elle se réchauffe, puis elle éprouve une contraction utérine qui pousse le placenta.

298. D. Qu'est-ce qui arrive immédiatement après que le placenta est détaché ?

R. *Des flots de sang*, une inondation qui dure une seconde.

299. D. Comment est gros l'utérus quand le placenta s'en est détaché ?

R. Il n'est plus gros que comme le *poing*, *il descend au-dessous de l'ombilic.*

300. D. Que devient l'orifice de l'utérus ?

R. Il s'est fermé à la partie supérieure, le cordon n'existe plus dans le vagin.

DE LA DÉLIVRANCE

301. D. A quel moment doit-on délivrer la femme ?

R. Seulement quand le placenta *est décollé*, un quart d'heure, vingt minutes après l'accouchement.

302. D. Quand sait-on que le placenta est décollé ?

R. Si l'utérus s'est contracté ; si l'on sent le placenta, soit dans le vagin, soit sur l'orifice interne, c'est signe qu'il est décollé.

303\. D. Comment s'y prend-on pour enlever le placenta?

R. L'on enroule le cordon autour de deux doigts et l'on tire, ou bien l'on tire le cordon à l'aide d'un linge et l'on a soin de tirer le plus en arrière possible; d'autres fois l'on se sert de deux doigts comme de poulie de renvoi.

304\. D. Faut-il l'extraire rapidement?

R. *Non*, mais lentement, afin que les membranes qui sont par derrière puissent suivre.

305\. D. Qu'est ce qu'une délivrance naturelle?

R. C'est celle qui se fait spontanément ou rien qu'en tirant le cordon.

GROSSESSE GÉMELLAIRE

306\. D. Qu'est-ce qu'une grossesse gémellaire?

R. Celle qui est composée d'une grossesse double, triple, quadruple, quintuple.

307\. D. Quelle est la proportion des grossesses gémellaires?

R. 1 sur 76 grossesses ordinaires.

308. D. Combien distingue-t-on de variétés dans la grossesse gémellaire?

R. Quatre variétés: 1° une poche commune, la caduque, qui renferme deux poches fœtales distinctes, composées du corion et de l'amnios; 2° une caduque et un corion communs pour les deux fœtus, un amnios pour chacun deux; 3° Caduque corion et amnios communs pour les deux fœtus; 4° toutes les enveloppes sont communes pour les deux fœtus qui sont soudés (monstruosités par inclusion.)

309. D. Le mode de circulation est-il le même dans chaque variété?

R. Non, dans la première variété il y a deux placenta séparés et deux cordons; chaque placenta a sa circulation séparée et propre par conséquent.

310. D. Quel est le mode de circulation dans la deuxième variété?

R. Les deux placenta sont collés, le sang passe par injection de l'un à l'autre; donc, circulation commune.

311. D. Qu'offre de particulier la troisième variété ?

R. Une seule cavité amniotique, un seul placenta ; donc, une seule circulation ; deux cordons, et, au bout de chaque cordon, un fœtus.

312. D. Et la quatrième variété ?

R. Il n'y a qu'un seul placenta.

313. D. Les deux fœtus sont-ils d'égale grosseur ?

R. Non, il y en a un qui est toujours plus petit.

314. D. Les enfants sont-ils de sexes différents ?

R. Non, ils sont *de même sexe* généralement.

315. D. Quelles sont les causes des grossesses gémellaires ?

R. 1° Deux œufs fécondés en même temps ; 2° un même ovaire renfermant deux vésicules ; 3 une vésicule de Graaf contenant deux ovules ; 4° un seul ovule contenant deux germes.

316. D. Quels sont les pays le plus sujets aux grossesses gémellaires ?

R. L'Angleterre, l'Allemagne, la France et surtout *l'Irlande* ; plus un pays est riche, plus, selon certains auteurs, il y a de grossesses gémellaires. Tarnier est contraire à cette opinion et donne l'Irlande pour exemple.

317. D. Quelles sont les autres causes?

R. L'hérédité qui a lieu, non-seulement par les femmes, mais encore par les hommes.

318. D. Faut-il plusieurs coïts?

R. Un seul suffit; mais quelquefois deux coïts successifs; l'on cite pour exemple une négresse qui accoucha en même temps d'un nègre et d'un mulâtre, suite de deux rapprochements successifs.

319. D. Une femme qui est enceinte d'un mois peut-elle être fécondée?

R. Cela peut-être admis, mais très-*difficilement*, à cause du *bouchon gélatineux* qui remplit le col de l'utérus.

320. D. Quels sont les symptômes de la grossesse gémellaire?

R. Volume du ventre *considérable;* deux masses différentes et latérales sur le ventre, œdème des membres inférieurs, disproportion entre le volume de l'utérus et l'âge de la grossesse dans les six premiers mois. Les femmes sentent remuer dans toutes les parties du ventre à la fois. Par l'auscultation on entend les battements du cœur avec leur maximum d'intensité *dans deux points différents* et avec un nombre de pulsations différent, 130 d'un côté, 160 de l'autre; le même cœur ne pouvant donner deux modes de battements différents, il faut bien que l'on ait affaire *à deux cœurs, donc à deux fœtus*?

321. D. Comment doit-on procéder pour entendre en même temps les battements différents du cœur des deux fœtus?

R. Deux observateurs armés de stéthoscopes comptent chacun de leur côté et en même temps, le nombre de pulsations de chaque fœtus.

322. D. Peut-on diagnostiquer la grossesse triple?

R. Non.

323. D. L'accouchement gémellaire se fait-il rapidement?

R. Non, il traîne en longueur.

324. D. Quel est le poids de l'enfant?

R. Un à deux kilos.

325. D. Le premier enfant expulsé, que sent-on au toucher vaginal?

R. *Une nouvelle poche des eaux.*

326. D. L'accouchement gémellaire est-il un accouchement normal?

R. Oui, il se termine régulièrement; seulement c'est un accouchement prématuré, sept mois, huit mois.

327. D. Quand un des jumeaux a succombé, que peut-il arriver?

R. Ou l'embryon reste dans la cavité utérine étant mort, l'autre continuant de se développer; dans ce cas, au côté de l'œuf, on sent une petite poche dans laquelle on trouve un fœtus gros comme le doigt ou un haricot. D'autres fois, l'enfant mort-né est expulsé et la grossesse continue.

328. D. Combien de temps après la naissance du premier jumeau le second est-il expulsé?

R. Une demi-heure, une heure après.

329. D. Quel sera l'aîné au point de vue légal?

R. Le premier expulsé.

330. D. Comment fait-on pour favoriser l'expulsion du second enfant?

R. *L'on rompt la seconde poche.*

331. D. Comment se présentent les deux fœtus ?

R. Par la tête, dans la moitié des cas; ensuite l'un par la tête et l'autre par le siége; enfin, tantôt tous les deux par le siége, ou bien l'un par le siége et l'autre par l'épaule.

332. D. Comment a lieu l'expulsion des deux placenta ?

R. Soit séparément, soit en même temps.

333. D. Que faut-il faire pour prévenir les hémorrhagies ?

R. Ne délivrer que *tardivement*, donner du seigle ergoté au moment où l'on va faire la délivrance.

QUELLES SONT LES SUITES DE COUCHES.

334. D. Qu'est-ce qui arrive immédiatement après la couche ?

R. Un frisson non intense, d'autres fois un simple refroidissement qui dure quelques minutes, puis survient l'assoupissement et le sommeil.

335. D. La femme est-elle plus exposée aux hémorrhagies dans l'état de sommeil que dans l'état de veille ?

R. Non, aussi faut-il la laisser dormir ; seulement il faut la veiller, car, dans le sommeil, elle peut avoir des hémorrhagies dont elle ne pourrait avertir le médecin.

336. D. Quelles sont les suites de couches ?

R. L'atrophie de l'utérus, l'écoulement des lochies, tranchées utérines, sécrétion laiteuse ou fièvre de lait.

337. D. Comment s'appelle cet état suite de couches ?

R. Grand état puerpéral.

338. D. A quel moment a lieu le grand état *puerpéral ?*

R. Dans les *premiers jours* qui suivent l'accouchement.

phie de érus. 339. D. Qu'est-ce qui se passe du côté de l'utérus pendant *le grand état puerpéral ?*

R. L'utérus s'atrophie, une nouvelle muqueuse se forme; l'inflammation a lieu dans le point où était le placenta et où les sinus utérins ont été déchirés, et la plaie placentaire sécrète du pus et une fausse membrane comme une plaie ordinaire.

340. D. Huit jours après l'accouchement où est l'utérus ?

R. Il dépasse de quatre doigts le pubis, mais après on ne le sent plus.

341. D. Au bout de combien de temps, après l'accouchement, l'utérus a-t-il repris son volume *primitif?*

R. Trente jours après.

342. D. Quelles sont les causes de *l'atrophie de l'utérus?*

R. *Ce n'est pas, comme on l'a dit, la rétraction*; mais c'est l'*atrophie* de la fibre musculaire et son absorption.

343. D. Pendant combien de temps l'orifice externe du col reste-t-il béant?

R. Pendant trente jours.

344. D. A quel moment l'orifice interne se ferme-t-il ?

R. *Quand le placenta est expulsé;* alors il se ferme et le col reprend sa longueur.

ochies. 345. D. Comment appelle-t-on vulgairement l'écoulement lochial?

R. Suites de couches.

346. D. Comment sont les *lochies* dans les douze ou quinze heures après l'accouchement?

R. Elles sont *sanguinolentes.*

347. D. Comment sont les lochies le troisième ou quatrième jour?

R. Elles sont *séro-sanguinolentes;* puis, les globules disparaissant, elles perdent leur teinte rouge, ce sont les lochies *séreuses;* puis, les lochies deviennent *blanchâtres* comme du petit lait ou du pus, vers le huitième jour.

348. D. Quel nom leur a-t-on donné dans ce cas-là?

R. On les a appelées lochies *laiteuses* ou *purulentes.*

349. D. Combien les lochies éprouvent-elles de modifications?

R. Quatre.

350. D. A quoi a-t-on comparé ces quatre modifications de l'écoulement lochial?

R. Aux phénomènes qui ont lieu à la suite d'une plaie par amputation ; n'y a-t-il pas d'abord du sang qui s'écoule, puis de la sérosité sanguinolente, puis de la sérosité simple, puis du pus?

351. D. Comment sont les lochies chez les femmes bien réglées?

R. Elles sont *abondantes*, d'ailleurs toujours plus abondantes les premiers jours.

352. D. Si les femmes allaitent, que deviennent les lochies?

R. Elles sont moins abondantes, elles *diminuent*.

353. D. Combien de temps les lochies durent-elles?

R. Quinze jours à trois semaines.

354. D. Dans quel cas se suppriment-elles rapidement?

R. Quand la plaie placentaire s'est cicatrisée rapidement, sinon on les voit passer à l'état de *leucorrhée*.

355. D. Quelle odeur ont les lochies?

R. Une odeur très-désagréable, fade, pénétrante, quelquefois fétide, viciant l'air très-rapidement.

356. D. Dans quel cas deviennent-elle fétides?

R. Quand il est resté des caillots.

357. D. Si les lochies se suppriment brusquement, sera-ce un bon signe?

R. Non, ce sera signe de maladie.

358. D. Les lochies sont-elles toujours sanguinolentes au commencement?

R. Non, elles peuvent être *séreuses* et très-abondantes.

359. D. A quoi donnent-elles issue souvent?

R. A des caillots *noirâtres* ou verdâtres qui se sont putréfiés dans les parties.

anchées érines

360. D. Qu'est-ce que la *tranchée utérine?*

R. *C'est la colique utérine, suite de contractions.*

361. D. Chez quelles femmes les trouve-t-on les plus fréquentes?

R. Chez les multipares.

362. D. Quelle est la cause des tranchées?

R. La présence d'un *caillot* ou un petit flot

lochial que la tranchée a pour but de chasser.

363. D. Pourquoi les multipares sont-elles plus sujettes aux tranchées ?

R. Parce que les contractions utérines sont plus énergiques et par conséquent plus douloureuses (Tarnier).

364. D. A quel moment ont-elles lieu ?

R. Après l'expulsion du placenta, toutes les heures, ou toutes les demi-heures, ou toutes les cinq minutes.

365. D. Quand diminuent-elles ?

R. Quand la sécrétion laiteuse s'est effectuée, mais quelquefois, au moment où elle s'établit, les tranchées augmentent à cause de la sympathie entre l'utérus et le mamelon.

366. D. Ne peuvent-elles pas passer à l'état pathologique ?

R. *Oui*, alors elles deviennent très-fréquentes et les femmes souffrent plus que pendant l'accouchement ; les douleurs, au lieu d'être intermittentes, sont *perma-*

nentes et la femme peut avoir une métro-péritonite.

367. D. Combien y a-t-il d'espèces de traitements contre les tranchées ?

R. Deux : prophylactique et curatif.

368. D. En quoi consiste le traitement prophylactique ?

R. *Ne jamais rompre les membranes de l'œuf à moins que la dilatation du col ne soit complète*, laisser le corps de l'enfant être expulsé naturellement par les contractions, administrer le seigle ergoté, comprimer le ventre.

369. D. Quel est le traitement curatif ?

R. Le meilleur, c'est *un ou* deux *lavements laudanisés*, avec 15 à 20 gouttes de laudanum.

ccrétion lai-use ou fiè-e de lait.

370. D. *Quand a lieu la sécrétion laiteuse ?*

R. *Quarante à soixante heures après l'accouchement*, c'est la sécrétion *normale ;* si elle se fait plus rapidement, c'est la sécrétion *précoce* ; mais quelquefois elle a lieu les quatrième, cinquième et sixième jours, c'est la sécrétion *tardive*; quelquefois elle manque complétement.

371. D. Quel nom lui donne-t-on encore?

R. Le nom de fièvre de lait.

372. D. Donnez les différentes opinions des auteurs sur la fièvre de lait?

R. Suivant Dubois, la fièvre de lait *n'existe pas physiologiquement;* si elle existe, c'est que la femme est malade. Selon Pajot, elle est *rare*, mais on la rencontre chez les femmes vigoureuses de la campagne. Selon Blot, elle est un fait *exceptionnel.*

373. D. Quelle est l'opinion de Tarnier sur la fièvre de lait?

R. Elle n'est *pas très-rare, seulement elle échappe aux observateurs.* Voici comment: chez les nouvelles accouchées, il y a ralentissement du pouls qui ne bat plus que 54 pulsations; l'on oublie ce chiffre de 54 qui est le chiffre normal des nouvelles accouchées, et, si le pouls bat 64, par exemple, on le considère comme un pouls normal, tandis qu'il est le pouls de la fièvre de lait, puisqu'il a

10 pulsations de plus que l'état normal, qui est de 54 seulement.

374. D. Quel est le diagnostic de la fièvre de lait?

R. *Frisson initial, peu intense, qui a lieu toujours quarante à soixante heures après l'accouchement.* Si ce frisson a lieu avant ou après, l'on n'a plus affaire à une fièvre de lait, mais l'on a à redouter une fièvre puerpérale.

375. D. Par quoi est caractérisée la péritonite puerpérale?

R. Le ventre est très-douloureux, le pouls très-fréquent, frisson très-intense durant une demi-heure, altération de la face.

376. D. Doit-on regarder la grossesse comme un état pathologique ou physiologique?

R. Comme un état physiologique.

TRAITEMENT PENDANT LA GROSSESSE.

377. D. Doit on défendre le *coït pendant la grossesse?*

R. Non, à moins d'une trop grande irritation de l'utérus, car il pourrait donner lieu à un accouchement prématuré ou à un avortement.

378. D. Doit-on *défendre les bains?*

R. Non, mais il faut éviter des bains trop chauds ou trop froids et ne pas y rester plus de vingt-cinq minutes, de crainte des hémorrhagies ; on peut en prendre un par semaine.

379. D. La femme pendant la grossesse doit-elle *se condamner à un repos absolu?*

R. Non, elle peut continuer des travaux qui n'exigent pas beaucoup de fatigue.

380. D. La promenade à pied offre-t-elle des inconvénients?

R. Non, mais la voiture peut amener des avortements.

381. D. A quoi le chemin de fer expose-t-il les femmes qui sont en couches?

R. Il les expose à de fausses couches, il en est de même des métiers à coudre.

382. D. Quelles sont les ouvrières qui sont *exposées aux fausses couches?*

R. Les ouvrières qui travaillent au *plomb*,

et qui ont une intoxication saturnine.

383. D. Les femmes grosses peuvent-elles porter des corsets?

R. *Non*, elles doivent les remplacer par des brassières.

384. D. Quant à la nourriture?

R. Elles peuvent manger à leur fantaisie.

385. D. Que doit emporter l'accoucheur avec lui?

R. Trois choses: 1° un forceps, 2° seigle ergoté frais moulu, 3° un flacon de laudanum.

386. D. Contre quoi s'emploie le seigle ergoté?

R. Contre l'hémorrhagie qui suit la délivrance.

387. D. Pourquoi l'accoucheur doit-il emporter du laudanum?

R. Pour administrer des lavements laudanisés dans le cas d'accouchement prématuré.

TRAITEMENT PENDANT LE TRAVAIL.

388. D. Quand sait-on qu'une femme *est en travail?*

R. *Si son ventre est très-volumineux, si le col est effacé, si les contractions utérines reviennent régulièrement.*

389. D. Le médecin peut-il s'absenter pendant la période de dilatation?

R. Oui, mais pendant la période *d'expulsion*, il faut qu'il reste auprès de la femme, car elle peut accoucher tout d'un coup.

390. D. Comment s'appelle le lit sur lequel s'accomplit le travail?

R. Petit-lit, lit de misère, lit de travail.

391. D. Qu'est-ce que ce lit, en quoi consiste-t-il?

R. C'est un lit ordinaire, seulement l'on fait placer un coussin sous le milieu de l'un des matelas.

392. D. Quelles sont les boissons qui sont défendues aux femmes en couches?

R. Les boissons vineuses et alcooliques, parce que celles-ci font vomir; ainsi, l'on ordonnera le thé, le tilleul.

393. D. Quels sont les aliments qu'il faudra lui prescrire?

R. Il faudra la laisser manger comme à l'ordinaire, seulement un peu plus légèrement.

394. D. Que doit-on faire pendant l'accouchement?

R. Repousser avec l'une des mains l'occiput, et avec l'autre soutenir le périnée de manière que la tête ne sorte pas brusquement.

TRAITEMENT A DONNER A LA FEMME APRÈS L'ACCOUCHEMENT.

395. D. Quand l'accouchement est terminé, que fait-on?

R. L'on transporte la femme dans son lit, qui doit être bassiné, et rester une heure auprès d'elle pour être bien certain qu'il n'y aura pas hémorrhagie.

396. D. Quelles sont les questions qui doivent être faites aux nouvelles accouchées?

R. L'on doit s'assurer d'abord de l'état du pouls, demander à la nouvelle accouchée si elle a *uriné*. Il faut lui demander si elle est *constipée*, examiner si les parties génitales externes sont *gonflées, douloureuses.*

397. D. Combien d'espèces de *rétention d'urine ?*

R. Deux : une *primitive* qui a lieu immédiatement après l'accouchement, et l'autre consécutive qui a lieu cinq, six jours après.

398. D. Comment s'assure-t-on qu'il y a rétention d'urine et comment s'assurer que l'on a affaire à la vessie et non à l'utérus ?

R. Lorsque la vessie est pleine on voit au-dessus du pubis une tumeur arrondie, cette tumeur *se laisse déprimer*, tandis que le globe utérin est dur.

399. D. Où est placé l'utérus quand la vessie est pleine ?

R. Il est placé *au-dessus de l'ombilic*, mais à mesure que la femme urine, le fond de l'utérus s'abaisse ; — de plus, si l'on sent l'utérus à travers les parois de l'abdomen, c'est que la vessie est vide.

400. D. Que faut-il faire quand la vessie est pleine ?

R. Il faut pratiquer le cathétérisme.

401. D. Comment s'y prend-on pour cathétériser?

R. Il faut laisser glisser le doigt d'arrière en avant sur la colonne du vagin *jusqu'au tubercule*, ou bien l'on part du clitoris et l'on descend *jusqu'au tubercule*.

402. D. Si l'S iliaque est plein, que fait-on?

R. On fait administrer un lavement de sel ou de miel de mercuriale.

403. D. Si les parties génitales externes sont *gonflées, douloureuses*, que faut-il faire?

R. Panser les ulcérations qui en sont la cause avec du vin aromatique.

404. D. Quelle est la *cause de la rétention d'urine ?*

R. La rétention d'urine a lieu quand le col de la vessie a été *comprimé* longtemps pendant l'accouchement par l'utérus.

405. D. Quelles sont les boissons que l'on ordonne?

R. Fleur de tilleul — et les sirops, mais il faut les administrer tièdes.

406. D. Quels sont les aliments que l'on permet les premiers jours de l'accouchement?

R. Bouillon pour aliment, le premier jour à discrétion, deuxième jour bouillon et potage, troisième jour on ajoutera un œuf et une côtelette.

407. D. Au bout de combien de jours une femme peut-elle se lever ?

R. Au bout de neuf jours après l'accouchement, et les femmes aisées, quinze jours après ; en un mot, quand l'utérus *a repris son état normal*, que le fond de l'utérus est rentré dans le petit bassin.

408. D. Y a-t-il des boissons qui arrêtent la sécrétion laiteuse ?

R. Non ; cependant il est d'usage de donner de la tisane de canne de Provence, la pervenche.

409. D. Que fait-on pour *arrêter la sécrétion laiteuse ?*

R. L'on ordonne *des purgatifs* vers le troisième ou quatrième jour, huile de ricin, sels. Si un premier purgatif ne suffit pas, on en administre un second.

410. D. Que faut-il apporter sur soi pour les

soins à donner à l'enfant pendant l'accouchement ?

R. Un stéthoscope afin de s'assurer à chaque instant comment bat le cœur ; — des ciseaux mousses pour couper le cordon, — des fils à ligature, — un tube à insufflation.

411. D. Quand l'enfant se présente par le siége, que faut-il faire *si le nombril sort ?*

R. Il faut tirer sur le cordon et lui faire faire *une anse.*

412. D. Dans l'accouchement spontané par le siége, que fait-on ?

R. On peut mettre la femme *en travers du lit*, on applique les doigts d'une main sur l'occiput et un doigt de l'autre main dans la bouche de l'enfant et l'on tire.

SOINS A DONNER A L'ENFANT APRÈS L'ACCOUCHEMENT.

413. D. Que fait l'enfant en venant au monde?

R. Il fait une *première inspiration*, il crie et éternue.

414. D. Si la voix de l'enfant est couverte par une espèce de *gargouillement*, que fait-on ?

R. L'on introduit le doigt dans la bouche afin de la débarrasser *des mucosités* qui obstruent les voies aériennes.

Ligature du cordon.

415. D. A quelle distance fait-on les premières ligatures du cordon, dites ligatures *provisoires* ?

R. A 20, 25, 30 centimètres de l'ombilic on met la première ligature et une deuxième ligature 4 centimètres plus haut, l'on coupe entre les deux ligatures et l'on dépose l'enfant sur une serviette.

416. D. A qui doit-on cette méthode d'une double ligature ?

R. A Dubois.

417. D. A quoi servent-elles ?

R. L'une empêche l'*hémorrhagie* du côté de l'enfant, — l'autre empêche une *syncope* du côté de la mère, suite d'hémorrhagie.

418. D. Comment fait-on pour débarrasser l'enfant de l'enduit sébacé qui le recouvre et l'empêcherait de se réchauffer ?

R. Il faut frotter le corps avec de l'huile ou un jaune d'œuf, laver l'enfant dans une cuvette remplie d'eau tiède.

419. D. Est-il indispensable de *lier* le cordon ?

R. *Non, dans la plupart des cas.* Mais si la respiration s'embarrasse, le sang se porte sur le cordon et l'enfant succombe par hémorrhagie, si l'on n'a pas lié le cordon.

420. D. Comment se fait *la ligature définitive?*

R. On fait tenir le cordon ombilical et on fait la ligature *à deux travers de doigt de l'ombilic*, en ayant soin qu'il soit plutôt trop long que trop court, et l'on évite d'appliquer la ligature sur le repli cutané, l'on doit s'assurer aussi s'il n'y a pas de hernie.

421. D. Combien y a-t-il d'*espèces de cordons ?*

R. Il y a des cordons grêles et des cordons gras.

422. D. Si le cordon est *gras*, que fait-on?

R. Il faut faire refluer la gélatine de Warton à l'extérieur, sans quoi l'on ne pourrait lier; il faut, dans tous les cas, *serrer fortement* et placer une *seconde ligature* sur le cordon plié en deux.

423 D. En quoi consiste le *pansement de l'ombilic ?*

R. L'on place une compresse à gauche de l'ombilic sur laquelle on fait reposer le cordon, puis on replie la compresse dessus, ensuite on met un petit bandage de corps.

424. D. Le lendemain de l'accouchement quelles sont *les questions* à faire au sujet de l'enfant ?

R. *L'enfant a-t-il bien tété? a-t-il rendu son méconium? a-t-il uriné?*

425. D. Si l'enfant n'a pu prendre le sein, à quoi cela peut-il tenir ?

R. A ce que le frein de la langue est trop *court;* il faut le couper un peu ou bien cela tient à la séparation de la *voûte palatine.*

426. D. Si l'enfant n'a pas rendu son méconium, que fait-on ?

R. Il faut regarder si l'anus n'est point *oblitéré*, passer une bougie dans le rectum.

427. D. Si l'enfant n'a pas uriné, que fait-on ?

R. Il faut le sonder.

428. D. Combien y a-t-il d'états *dans la mort apparente.*

R. Deux états : tantôt l'enfant est *très-pâle*, tantôt *congestionné*. S'il est très-pâle, *asphyxie lente*. S'il est congestionné, *asphyxie rapide*. S'il est congestionné, on coupe le cordon ombilical et on lui laisse perdre une ou deux cuillerées de sang ; si l'enfant est *pâle*, il faut asperger l'enfant avec de l'eau froide et la respiration se rétablit ; l'on frictionne le corps avec du vinaigre ; enfin, pour rétablir la respiration, l'on emploie encore la *flagellation*.

429. D. Si la respiration et la circulation ne se rétablissent pas encore, que fait-on ?

R. On emploie l'*insufflation* artificielle et pour cela on se sert du tube laryngien de Chaussier.

MALADIES DES FEMMES ENCEINTES.

430. D. *Quelles sont les maladies des femmes enceintes ?*

R. 1° La grossesse extra-utérine ; 2° le

ptyalisme les deux ou trois premiers mois; 3° vomissements graves et vomissements légers; 4° troubles de la circulation; 5° troubles du système nerveux; 6° prurit vulvaire; 7° leucorrhée des femmes en couches; 8° végétation; 9° hydrorrhée.

Grossesse extra-utérine.

431. D. Qu'est-ce que la grossesse extra-utérine?

R. C'est celle où l'œuf se développe partout ailleurs que dans la cavité utérine.

432. D. Chez qui les trouve-t-on le plus souvent?

R. Chez les femmes non mariées.

433. D. Quelle est la cause des grossesses extra-utérines?

R. *L'adhérence anormale des franges du pavillon.*

434. D. Quelles sont les différentes variétés de grossesse extra-utérine?

R. L'abdominale, — la tubo-abdominale, — la tubaire, — la tubo-utérine interstitielle, — la tubo-utérine, — la pelvienne, — l'ovarique.

35. D. Où se développe l'œuf dans la grossesse tubaire?

R. L'œuf se développe au milieu de la trompe.

436. D. Où se développe l'œuf dans la grossesse tubo-utérine interstitielle ?

R. Dans l'épaisseur des parois utérines, près la trompe.

437. D. Quels sont les *signes de la grossesse extra-utérine ?*

D. Deux *tumeurs,* l'une formée par l'œuf, l'autre par la matrice.

438. D. Quelle est la grossesse extra-utérine qui dure le plus longtemps ?

R. C'est l'*abdominale,* parce qu'elle a de l'espace pour se développer.

439. D. Quels sont les accidents qu'amène la grossesse *extra-utérine ?*

R. Des *hémorrhagies internes et la péritonite.*

440. D. Comment est éliminé le fœtus dans la grossesse extra-utérine ?

R. Soit par le rectum, soit par la vessie.

441. D. Quel est le pronostic de la grossesse extra-utérine ?

R. *Très-grave pour la mère et pour l'enfant.*

442. D. Quel est le traitement ?

R. Combattre les hémorrhagies et la péritonite quand le kyste se rompt ; mais si le kyste ne se rompt pas, il faut faire la gastrotomie quand l'enfant est vivant ; sinon, il faut attendre.

443. D. Pourquoi faut-il attendre?

R. Parce que quatre-vingt-dix-neuf fois sur cent l'on n'a pas affaire à une grossesse extra-utérine (Tarnier.) Aussi l'opération ne doit-elle être tentée que lorsque la femme va succomber, pour la débarrasser d'une tumeur qui compromet sa vie.

444. D. Quels sont les autres accidents de la grossesse ?

R. *Troubles digestifs,—anoréxie,—dyspepsie, pyrosis,—constipation, — diarrhée, — vomissements.*

445. D. A quel moment disparaît l'anoréxie ?

R. Le deuxième mois.

Ptyalisme. 446. D. A quelle époque a lieu le ptyalisme?

R. Les deux ou trois premiers mois de la grossesse.

447. D. Combien dure-t-il de temps ?

R. Un mois, deux mois, d'autres fois il ne se termine qu'après l'accouchement.

448. D. Faut-il arrêter ce flux salivaire?

R. Non, l'on fait prendre seulement du sucre candi pour permettre à la femme d'avaler sa salive.

449. D. Quel est le diagnostic différentiel entre *la salivation mercurielle et celle des femmes en couches?*

R. Dans la salivation mercurielle, il y a gonflement des gencives, odeur fétide, tandis que, dans l'autre, il n'y a rien de tout cela.

Vomissements.

450. D. Quel est l'accident le plus fréquent de la grossesse?

R. *Le vomissement.*

451. D. Combien y a-t-il d'espèces de vomissements?

R. Deux : les vomissements *graves*, opiniâtres, incoërcibles, et les vomissements *légers.*

452. D. A quelle époque ont lieu les vomissements légers?

R. Au moment où manque la première

époque menstruelle, les femmes vomissent de la glaire, de la bile, généralement après le repas, mais ces vomissements ne sont pas dangereux.

453. D. Quel est le traitement ?

R. Boissons alcalines, gazeuses, amères, narcotiques, noix vomique.

444. D. Qu'appelle-t-on *vomissements graves* ?

R. Ce sont des vomissements tellement répétés qu'ils *altèrent la santé d'une manière générale*, et c'est même là ce qui les fait distinguer des vomissements légers ?

455. D. Quelles sont les causes des *vomissements graves*?

R. Lésion anatomique des membranes de l'œuf ; ulcération du col de l'utérus ; oblitération du col.

456. D. En combien de périodes divise-t-on les vomissements incoërcibles?

R. En trois périodes.

457. D. Qu'est-ce qui caractérise la première période?

R. *L'amaigrissement*, l'affaiblissement de la femme se faisant lentement.

458. D. Combien de temps dure-t-elle?

R. Un mois à six semaines.

459. D. Par quoi est caractérisée la deuxième période?

R. Par l'état *fébrile*, la *fétidité de l'haleine*, la langue *noire*, *le pouls à 120*, *l'état adynamique.*

460. D. Combien de temps dure-t-elle?

R. Deux semaines.

461. D. Par quoi est caractérisée la troisième période?

R. *Par l'hallucination, le délire et le coma.*

462. D. Les vomissements incoërcibles sont-ils graves?

R. Oui, puisque sur cent dix-huit observations, il y a eu quarante-six cas de mort.

463. D. Y a-t-il des cas où les vomissements cessant, la malade succombe.

R. Oui, *quand le délire persiste.*

464. D. Traitement?

R. Opium, belladone, extrait de belladone sur le col de l'utérus, purgatifs, drastiques, noix vomique, eaux minérales, iodure de potassium, alcooliques, glace, accouchement prématuré, avortement.

465. D. A quel moment fait-on l'accouchement prématuré?

R. Quand la femme est arrivée à la seconde période des vomissements graves, qu'elle a la fièvre et la fétidité de l'haleine.

466. D. L'avortement provoqué, les femmes sont-elles encore en danger?

R. Oui, sur trois avortements, l'on trouve deux succès et un cas de mort.

Hémorrhagies. 467. D. Quels sont les troubles de la circulation chez les femmes en couches?

R. Hémorrhoïdes, varices du vagin, de l'utérus, qui peuvent faire périr les femmes d'hémorrhagies, thrombus de la vulve.

468. D. Peut-on conseiller dans ce cas des bandages compresseurs?

R. Non, car ils pourraient amener l'avortement.

469. D. Quels sont les troubles du système nerveux chez la femme enceinte?

R. Envies, manie, folie puerpérale, éblouissements, vertiges, syncope, l'albuminurie, l'anasarque, l'infiltration, l'éclampsie suite d'albuminurie.

470\. D. L'albuminurie est-elle plus fréquente chez les multipares que chez les primipares?

R. Non, elle est plus fréquente chez les primipares.

MALADIES QUI SURVIENNENT DANS LES ORGANES GÉNITAUX PENDANT LA GROSSESSE.

471\. D. Quelles sont les maladies qui surviennent dans les organes génitaux pendant la grossesse ?

R. 1° *Le prurit vulvaire*, 2° *la leucorrhée des femmes en couches*, 3° *la vaginite granuleuse*, 4° *végétations vulvaires*, 5° *l'hydrorrhée*, 6° *déplacement de l'utérus*.

urit vulvaire.

472\. D. Quels sont les symptômes du prurit vulvaire?

R. Les femmes sont incommodées par des *démangeaisons* très-irritantes qui portent sur la surface des muqueuses, des grandes lèvres, la vulve est rouge, tuméfiée, excoriée; il y a des ulcérations et des aphthes.

473. D. Quel est le traitement?

R. Lotions à l'eau chaude, décoction de fleurs de sureau, solution de borax, solution de sublimé, cautériser avec le nitrate d'argent (Tarnier), arséniate de soude.

474. D. Le prurit est-il grave ?

R. Non, il est rebelle, mais sans danger ; se guérit après la grossesse.

Leucorrhée. 475. D. Diagnostic de la leucorrhée des femmes en couches?

R. *Le linge est taché*, tiraillements d'estomac, inflammation érythémateuse avec *petites saillies arrondies, écoulement leucorrhéique.*

476. D. Doit-on ordonner des *injections* dans tous ces cas?

R. *Non*; car elles amèneraient un accouchement prématuré ou l'avortement.

Végétation. 477. D. Quel est le caractère des végétations vulvaires des femmes en couches?

R. Elles ressemblent à des choux-fleurs, moins la couleur; elles sont composées de petits mamelons pressés les uns contre les autres; elles sont situées à la surface des grandes et des petites lèvres et répandent une odeur désagréable.

478. D. *En quoi diffèrent-elles des végétations syphilitiques?*

R. En ce que les végétations syphilitiques sont *plates, répandent une odeur infecte, s'étendent à l'anus, ne disparaissent pas après l'accouchement et qu'il faut les combattre par la méthode antisyphilitique.*

Tandis que les végétations vulvaires propres aux femmes enceintes sont arrondies, hérissées, mamelonnées, limitées, ne s'étendent pas à l'anus, ne répandent pas une odeur aussi infecte, disparaissent après l'accouchement. Enfin, comme traitement, l'on n'a pas recours aux antisyphiltiques, mais à l'ablation, à la résolution, cautérisation. Tarnier, toutefois, conseille de ne pas y toucher, car les végétations récidivent.

amènent des hémorrhagies difficiles à arrêter.

L'hydrorrhée ou fausses eaux.

479. D. Qu'appelle-t-on *hydrorrhée ou fausses eaux*?

R. C'est un flot de liquide qui sort des parties génitales par le museau de tanche.

480. D. D'où provient ce liquide?

R. De la poche amniotique; ce liquide s'accumule entre les parois internes de la matrice et la membrane externe de l'œuf décollé.

481. D. L'hydrorrhée s'accompagne-t-elle de douleur?

R. Non.

482. D. A quelle époque de la grossesse l'hydrorrhée a-t-elle lieu?

R. A la fin de la deuxième moitié de la grossesse.

483. D. Comment le liquide s'écoule-t-il?

R. Un verre s'écoule d'abord rapidement, puis ensuite l'écoulement se continue goutte à goutte, puis il se tarit au bout de deux à trois jours, puis nouveau phénomène un mois après.

484. D. Avec quoi peut-on confondre l'hydrorrhée?

R. Avec l'urine ou le liquide amniotique *quand les membranes sont rompues prématurément.*

485. D. Comment distinguer la rupture prématurée des membranes de l'hydrorrhée?

R. C'est qu'après la rupture des membranes le volume du ventre diminue énormément tandis que dans l'hydrorrhée le ventre ne diminue pas.

lacements l'utérus.

486. D. Quelles sont les différentes espèces de déplacements de l'utérus?

R. *La rétroversion, l'antéversion, le prolapsus utérin ou chute de la matrice.*

487. D. Dans l'état normal comment est dirigée la matrice pendant la grossesse?

R. Elle est dirigée obliquement en haut et à droite.

488. D. Dans *l'antéversion* comment est-elle dirigée?

R. Le corps de la matrice est dirigé en bas, le col en haut et, dans les derniers mois de la grossesse, le ventre forme une besace au devant des cuisses; l'on ne peut atteindre le col avec les doigts; les femmes urinent avec douleur et fréquemment.

489\. D. Ce déplacement est-il fréquent et grave?

R. Ce déplacement est fréquent, mais peu grave.

490\. D. Que faut-il faire?

R. Faire soulever le ventre avec un bandage approprié.

491\. D Comment est placée la matrice dans la *rétroversion*?

R. Le col est placé derrière le pubis et le fond dans la cavité du sacrum.

492\. D. Quelle est la cause de ce déplacement?

R. Bassin trop large, la distension de la vessie, le développement du rectum par les matières fécales, un effort.

493. D. Quel est le diagnostic ?

R. Douleurs de reins, rétention d'urine, constipation, le doigt introduit dans le vagin est arrêté.

494. D. Le pronostic de la rétroversion est-il plus grave que celui de l'antéversion ?

R. Oui, le pronostic est plus grave.

495. D. Avec quoi peut-on confondre la rétroversion ?

R. Avec un kyste développé dans la cloison recto-vaginale.

496. D. Quelles peuvent être les suites de la *rétroversion* ?

R. Une métro-péritonite : la femme finit par avorter, ou la vessie se crève.

497. D. Quel est le traitement de la *rétroversion* ?

R. Vider le gros intestin et la vessie, réduire en introduisant un doigt soit dans le vagin, soit dans le rectum, et en refoulant l'utérus après avoir plongé d'abord les femmes dans le sommeil anesthésique. Lorsqu'on ne peut réussir, il faut provoquer l'avortement ; avec un stylet l'on perforera les membranes, le liquide s'écoulera; s'il est impossible de perforer en passant par le museau de tanche, alors l'on perce à travers l'utérus.

FIN DE LA 1re SÉRIE SUR LES ACCOUCHEMENTS.

TABLE DES MATIÈRES

CHAPITRE I

Signes de la grossesse

CHAPITRE II

Les accouchements

Imp. L. Tolnon et Cie, à Saint-Germain.

www.ingramcontent.com/pod-product-compliance
Ingram Content Group UK Ltd.
Pitfield, Milton Keynes, MK11 3LW, UK
UKHW021548260726
13993UKWH00002B/696